AF463103

OPÉRATION DE SARCOCÈLE,

FAITE LE 27 FRUCTIDOR AN V,

Au C.en CHARLES DELACROIX, ex-ministre des relations extérieures, ministre plénipotentiaire de la République française près celle batave;

Par le C.en A. B. IMBERT DELONNES, Officier de santé.

PUBLIÉ PAR ORDRE DU GOUVERNEMENT.

A PARIS,
DE L'IMPRIMERIE DE LA RÉPUBLIQUE.
Frimaire an VI.

Se trouve à Paris,

Chez l'Auteur, rue des Bons-Enfans, n.° 6,
au coin de la rue Baillif.

AUX ÉLÈVES
DE
L'ART DE GUÉRIR.

C'EST à vous, vertueux Élèves de tous les lieux, de tous les climats, que je dédie ce travail ; il est fait pour encourager votre zèle, pour doubler votre application dans l'étude de cet art long et difficile.

Votre carrière est belle, si vous la parcourez avec la dignité qu'on est en droit d'exiger de vous. Votre but est celui de guérir en volant au secours de l'humanité souffrante : il n'en est point de plus honorable; et se disposer à faire les premiers pas pour y atteindre, c'est avoir déjà des droits à la reconnaissance publique.

C'est sur-tout en vous pénétrant bien de l'importance de votre objet, que vous verrez s'accroître en vous le goût nécessaire aux succès de votre entreprise.

L'anatomie, cette science qui fait partie de la physique, et qui dans les premiers temps est fastidieuse et pénible, est la lumière par excellence ; sans elle, on n'aurait qu'une routine aveugle, et l'on commettrait les erreurs les plus terribles.

Il faut donc que vous soyez anatomistes profonds, soit pour faire un état comparatif entre la partie malade et la partie saine, soit pour la pratique des opérations qui exigent la précision la plus sévère dans la conduite des instrumens qu'on emploie pour les accomplir.

L'anatomie dont je vous parle n'est pas celle que les curieux apprennent dans les livres ; c'est sur les cadavres qu'il en faut connaître et méditer les plus petits détails. Ces détails, dégoûtans au premier abord, finissent toujours par intéresser l'élève laborieux qui, acquérant par degrés les connaissances nécessaires pour l'exercice de son art, touche au moment d'obtenir la confiance de ses concitoyens.

L'étude de la physique en général n'est pas moins nécessaire ; les différentes parties de cette science ont des rapports immédiats avec nos organes. Soumis aux lois du mouvement et du repos, nous sommes toujours en proie aux injures des élémens, qui opèrent notre destruction, en même temps qu'ils nous prodiguent la matière de notre développement, de notre reproduction.

Une fois versés dans l'anatomie, dans la physique, vous parviendrez facilement à la connaissance des maladies, en suivant les grands maîtres qui vous donneront des préceptes, tantôt auprès des malades, et tantôt dans les amphithéâtres destinés à votre instruction.

Pour devenir opérateurs adroits et intelligens, vous vous exercerez long-temps sur les cadavres, que vous regarderez toujours comme doués de la sensibilité la plus exquise.

Quand vous aurez une notion intime de votre fermeté, de votre adresse à manier le fer, qu'on n'emploie jamais sans provoquer la douleur et les cris du malheureux qui en réclame l'usage, vous aurez acquis le droit d'opérer sur le vivant, commençant néanmoins par les opérations aisées, que vous ferez sous les yeux d'un maître éclairé.

Vous arriverez ensuite par degrés à la

possession de cette immensité de connaissances qu'on vous a transmises ; et par la raison qu'on découvre des pays inconnus après avoir traversé les pays connus, vous pourrez espérer de créer un nouveau domaine à la chirurgie : car, tout ainsi que les autres sciences, celle-ci a toujours un champ en friche pour celui qui possède l'amour du travail et de la gloire.

Si, parmi les découvertes utiles, il en est un très-grand nombre qu'on doit à des hasards heureux, il en est encore davantage qu'on doit à l'étude profonde, à la persévérance dans le travail, aux expériences multipliées et sur-tout au courage.

La tumeur dont je vous donne l'histoire, est une des plus effrayantes qui ait encore paru : les hommes les plus versés dans l'art de guérir l'avaient jugée incurable. Mais une expérience de trente ans, dirigée plus particulièrement vers les maladies qui attaquent les parties de la génération, m'avait fait croire qu'on pourrait l'anéantir par une opération longue et courageuse.

Pour obtenir plus facilement ce succès, vous verrez que j'ai divisé en cinq actes le temps que j'ai employé au manuel de cette opération heureuse et terrible; ce qui donnait du repos au souffrant et ranimait ses forces. Ainsi, le géant redoutable que j'avais à combattre s'est métamorphosé en pygmée, que j'ai vaincu par ce nouveau moyen d'attaque : ce qui prouve que la chirurgie a des ressources illimitées, quand le véritable amour de l'humanité inspire ceux qui se sont voués à l'exercice de cet art.

OPÉRATION
DE SARCOCÈLE,

Faite au C.en Charles DELACROIX, *ex-ministre des relations extérieures, ministre plénipotentiaire de la République française près celle batave; par le C.en* IMBERT DELONNES, *Officier de santé, le 27 fructidor an 5.*

EXERCER l'art de guérir, et se borner servilement aux opérations déjà connues, c'est renoncer à la gloire d'enrichir le plus nécessaire des arts; c'est rester dans une sorte d'inertie, qui laisse l'homme loin du but auquel il doit viser sans cesse; c'est vivre dans un état timide et passif, qui, tenant par fois au défaut d'instruction, ne convient point au véritable artiste.

Marcher à la perfection des arts, c'est se rendre cher à ses contemporains, à la postérité; c'est honorer l'humanité, en multipliant les moyens de la secourir; c'est, en un mot, bien mériter de sa patrie.

L'observation suivante vient à l'appui de ces assertions.

Charles Delacroix était affligé, depuis environ quatorze ans, d'un sarcocèle monstrueux au testicule gauche. Les différens remèdes qu'on lui avait indiqués n'avaient point empêché l'accroissement de la maladie. Cette tumeur énorme, du poids d'environ trente-deux livres (1), était plus saillante et plus grosse que le ventre d'une femme qui touche au moment d'accoucher. Les bourses et tous les tégumens voisins lui servaient d'enveloppe, au préjudice de toutes les parties de la génération, qu'on ne pouvait plus apercevoir.

Elle était placée sur le côté gauche plus

---

(1) On suppose que le sarcocèle dont il s'agit pesait environ trente-deux livres au malade, parce qu'ayant été pesé deux heures après le dégorgement qu'il a éprouvé dans l'opération, on l'a trouvé du poids de vingt-huit livres.

que sur le côté droit ; ayant la forme d'un cœur arrondi et irrégulier, dont la base se portait à droite, posant sur le bas-ventre et la cuisse, du même côté. La pointe se dirigeait sur la cuisse gauche, et sa longueur était d'environ quatorze pouces sur dix pouces de hauteur dans son centre. Le pédicule de cette tumeur était le cordon spermatique, développé comme le testicule ; il paraissait se propager sur la région hypogastrique, sur le pubis et sur le périnée, jusqu'à l'anus.

Tel était l'état du C.en *Delacroix*, lorsqu'il desira faire chez lui la réunion de huit officiers de santé auxquels il crut devoir toute sa confiance. La maladie ayant été bien examinée par chaque individu, et le malade s'étant retiré, les consultans décidèrent, à la majorité de sept contre un, que cette tumeur était une de celles qu'on a désignées sous le nom pusillanime et barbare de *noli me tangere*. Elle était *intouchable ;* il fallait la respecter ; il fallait qu'elle opprimât le malheureux individu qui réclamait les secours de l'art pour l'anéantir ; il fallait enfin qu'elle lui donnât la mort.

En ma qualité de huitième chirurgien

consulté, j'avais cru voir que l'instrument tranchant pourrait être d'une grande ressource en pareille occurrence. Je dis mon opinion ; mais elle parut si étrange, qu'on voulut à peine l'entendre. *C'était* (selon plusieurs des consultans) *l'opprobre de la chirurgie.* En vain je mis en avant l'aphorisme de *Celse, meliùs anceps remedium experiri, quàm nullum;* le malade devait traîner jusqu'au bout sa pénible existence, qu'on ne manquerait pas d'abréger en opérant. Inutilement encore je demandai quelles étaient les autorités qui faisaient prononcer ainsi, avec l'impuissance de la chirurgie, les douleurs et la mort du malheureux pour lequel nous étions rassemblés. Ma réclamation fut stérile; et comme l'acteur qui veut s'obstiner à faire valoir une mauvaise pièce de théâtre, je restai seul en scène.

J'aurais pu me laisser entraîner dans l'opinion générale, si je n'avais vu que souvent un seul homme a le bonheur de saisir la vérité qui échappe à la foule, et que, par une fatalité attachée à l'espèce humaine, la réputation de deux ou trois individus qu'on croit infaillibles, suffit trop souvent pour entraîner une assemblée entière dans les erreurs les plus dangereuses.

J'avais donc jugé que le C.en *Delacroix* pourrait être délivré de l'affreuse incommodité qui menaçait ses jours. Rien de tout ce qu'on m'avait dit sur la prétendue impossibilité de sa guérison, ne pouvait m'éloigner de l'opinion que j'avais exprimée avec une sorte de conviction prématurée qui fait oser les choses les plus difficiles. D'un autre côté, le malade avait un desir extrême d'obtenir les bons effets de l'opération que j'avais proposée; et pour lui prouver que mon opinion était le fruit de mon travail, de mes observations, je l'engageai d'abord à lire mon *Traité sur les maladies des hommes ;* ensuite je le mis à portée de voir plusieurs individus guéris par moi de maladies qui affligeaient les organes de la génération.

S'emparer ainsi de la confiance entière de celui qui réclame la santé, est un des actes préliminaires que le chirurgien doit ne jamais perdre de vue : il influe beaucoup sur le succès d'une opération grave; il agit d'une manière positive sur le moral; et l'on sait bien comme le moral le rend au physique, quand celui-ci est abattu par les circonstances dans lesquelles se trouvait mon malade. C'est de moi seul qu'il avait entendu ces douces paroles, *je vous guérirai ;* tandis que tous ceux qu'il avait consultés depuis environ quatorze ans, lui disaient avec douleur : *Notre art est pour vous sans ressource ; souffrez en silence et mourez en paix.*

Charles Delacroix était donc livré à son ennemi, qui exerçait toujours de nouveaux ravages ; sa tumeur croissait lentement, mais elle dégénérait dans plusieurs endroits (1). Seul je faisais luire à ses yeux la douce espérance de le délivrer de cet ennemi destructeur : il la saisit avec fermeté, contre l'opinion générale, et malgré l'appareil de douleur qui la précédait. Ainsi l'homme fort de son génie calcule tout, et finit par apercevoir les seules ressources qu'il peut employer dans

---

(1) L'examen anatomique, d'après les différentes coupes faites sur la tumeur déjà carcinomateuse, fait voir jusqu'à l'évidence que le malade n'avait pas six mois de vie, si on l'eût abandonné aux ressources de la nature, presque toujours impuissante dans les maladies chirurgicales.

les circonstances les plus critiques. Il avait appris de *Montaigne* qu'on ne doit point craindre la mort, *mais le mourir* (1).

En conséquence de la parfaite détermination de *Charles Delacroix*, je le mis au régime maigre pendant dix jours; et le 27 fructidor dernier (13 septembre v. st.), en présence des citoyens *Monier*, *Duchanoi*, *Guillemardet*, *Collet*, *Coecou* et *Poisson*, tous officiers de santé, je procédai à l'opération projetée, en ouvrant la tumeur dans toute son étendue, et selon la direction du cordon spermatique; ensuite, après en avoir séparé l'enveloppe dans une bande d'environ quatre pouces de largeur, je plongeai mon bistouri dans un des points qui avait semblé contenir un fluide particulier. Mais ayant été bien convaincu que la maladie était un composé de glandes

---

(1) L'abbé *de Flamarens*, frère du dernier évêque de Périgueux et du ci-devant marquis *de Flamarens*, grand louvetier de France, attaqué d'un hydrosarcocèle du poids d'environ deux livres, est mort dans les douleurs les plus longues et les plus aiguës. J'étais le seul des consultans qui opinât pour l'amputation de la tumeur: la majorité des opinions fut adoptée. Voyez mon *Traité sur les maladies des hommes*, pag. 355 et suiv.

graisseuses, squirreuses, qui s'étaient organisées autour du testicule malade, j'en fis la dissection entière, bien persuadé que c'était-là le seul moyen de succès.

Cette opération, très-longue et très-douloureuse, fut faite *en cinq temps :* c'était une prudence nécessaire ; chaque entr'acte, qui durait sept à huit minutes, suspendait toute douleur ; et donnant ainsi du calme à l'opéré, ses organes reprenaient la force nécessaire pour arriver à sa délivrance.

La dissection d'une tumeur, quand elle est aussi volumineuse, ne se fait bien qu'en pratiquant plusieurs lambeaux à ses enveloppes. La surface de celle-ci était environnée d'artères et de veines, qu'il fallait éviter jusqu'à un certain point, afin de se mettre à l'abri des grandes hémorragies. Un tissu cellulaire, aisé dans certains endroits et très-serré dans beaucoup d'autres, sur-tout du côté du *raphé*, offrait une dissection tantôt facile et tantôt laborieuse. Le testicule droit, ainsi que les corps caverneux et le canal de l'urètre, étaient adhérens à la masse qu'il fallait extirper par le long travail. La verge était privée de son enveloppe, que lui fournit le prolongement des tégumens en masse. Cette enveloppe, devenue absolument celle de la tumeur, ne laissait plus voir, au lieu de la verge et du testicule droit, qu'un second nombril, par lequel le malade rendait ses urines, au moyen d'un conducteur en forme de petit entonnoir, qui, appliqué exactement sur ce nombril, empêchait les urines de se répandre sur la tumeur et sur les vêtemens.

Ainsi, je devais conserver avec les organes de la génération, qui étaient adhérens et confondus avec la tumeur, la portion des enveloppes qui, avant la maladie, appartenaient à ces mêmes organes. Il fallait aussi que ces enveloppes fussent, après l'extirpation de la tumeur, immédiatement appliquées sur des surfaces qui semblaient leur être devenues étrangères, et qu'elles reprissent, avec leurs anciennes formes, leurs anciens droits.

C'était le second nombril dont j'ai parlé déjà qui me servait de point de ralliement; je devais le trouver au bout du canal de l'urètre. Il était encore adhérent à la base du gland, qui, opprimé et tiraillé comme toutes les autres parties, était devenu plus grêle et plus alongé.

Je n'étais pas loin de la fin de mon opération, dont le manuel dura deux heures et demie (les entr'actes compris), quand j'eus isolé la tumeur et mis à part les parties qu'il fallait conserver dans leur intégrité parfaite. Mais il me restait un pédicule effrayant tant par sa grosseur que par la difficulté de le soumettre à la ligature sans danger. Son volume avait environ dix pouces de circonférence : je devais craindre que les parties nerveuses et membraneuses qui entraient dans sa contexture, ne pussent être assujetties à une forte compression, sans qu'il survînt de vives douleurs aux reins, aux entrailles, des crampes, des convulsions, accidens qui deviennent souvent mortels.

Il fallait donc, d'une part, soumettre ce pédicule à une ligature assez peu serrée pour prévenir ces accidens ; mais il était indispensable aussi d'opposer une digue efficace à des vaisseaux qui, destinés à nourrir un corps étranger aussi volumineux, avaient acquis beaucoup de diamètre et beaucoup

d'épaississement

d'épaississement dans leurs tubes ; dégénérés comme les autres parties.

Je remplis ce double objet en faisant plusieurs ligatures, dont les dernières étaient un peu plus serrées que les premières. Je pratiquai la première dans la partie la plus voisine de l'endroit que je devais retrancher ; ensuite j'en fis trois autres, en m'approchant toujours du pédicule ; et les différens fils cirés que j'employai présentaient une forme plate, et large d'environ deux lignes.

La tumeur emportée ensuite avec le bistouri, laissait une plaie dont la surface irrégulière pouvait se comparer à celle d'une large assiette. Je couvris la presque totalité de cette plaie, au moyen d'une partie des lambeaux conservés, en commençant par l'endroit voisin des ligatures. Je passai de là à la verge, qui avait été disséquée et dépouillée jusqu'à la couronne du gland ; ensuite au testicule sain, dont la cloison, ainsi que les fibres du dartos, avaient été détruits jusqu'à la tunique vaginale. Je donnai à chacun de ces organes l'enveloppe dont il avait besoin. Mais il me restait encore une très-grande quantité de peaux inutiles, que je retranchai avec des ciseaux droits : cet instrument, qui ne vaut pas le bistouri dans une infinité de cas, est préférable dans celui-ci, en ce qu'il coupe avec plus de précision, en prenant un léger point d'appui sur la partie qu'on veut recouvrir avec justesse, et la cure s'accomplit avec plus d'aisance et sans difformité.

L'opération finie, la plaie fut couverte de charpie brute et mise avec profusion, afin que les pièces de l'appareil pussent fournir une pression douce et suffisante. Le malade, mis dans son lit, y trouva le calme parfait, après avoir vomi en deux fois et à une demi-heure d'intervalle, pour se débarrasser d'une petite croûte de pain et d'un petit verre de vin d'Espagne qu'il avait pris avant l'opération. Dans l'intervalle des deux vomissemens, il éprouva quelques légères défaillances, qu'on avait évitées pendant l'opération, au moyen des entr'actes dont j'ai déjà parlé.

Ce vomissement fut occasionné par la continuité des souffrances qui devaient suspendre les fonctions de l'estomac, peut-être même par le changement de position de l'opéré, qui fut transporté de son lit de douleur à celui de repos.

Il n'éprouva d'ailleurs, dans la suite, aucune sensation douloureuse, ni dans les reins, ni dans les entrailles ; ce qui me parut fort extraordinaire, car la force physique et morale ne dispense pas de ces accidens, qui arrivent presque toujours dans les grandes opérations, quand elles intéressent le cordon spermatique, si sur-tout on fait l'amputation de ce cordon.

Cette force morale que montra dans sa cruelle position *Charles Delacroix*, lui mérita ce calme dont il jouit avant, pendant et après l'opération ; et les bons effets de ce calme sont incalculables. On peut attribuer encore à ce calme l'avantage précieux et rare de n'avoir pas senti un seul mouvement de fièvre pendant la durée du traitement, dont les périodes se sont succédées avec une rapidité surprenante.

La plaie fournit, pendant les premières vingt-quatre heures d'après l'opération, une grande quantité de limphe rougeâtre, dont la nuance pâlit le second jour. Le troisième jour, elle était plus blanche encore, mais toujours très-abondante, portant avec elle cette odeur sanieuse et putrescente qu'on éprouve dans les grandes opérations, quand on retarde le changement d'appareil. Celui-ci fut changé le troisième jour, c'est-à-dire, deux ou trois jours plutôt que le temps que je laisse s'écouler après les opérations sur les organes de la génération. La présence de la matière qui sort de ces sortes de plaies dans les premiers jours, devient un excellent topique qu'il faut laisser sur la partie malade, *pus purem generat :* elle favorise la nature dans le travail de la suppuration, et ce travail est de la première importance ; on ne doit le troubler que dans des cas de nécessité absolue, et pour des causes qui tournent ensuite à son plus grand avantage.

La théorie des pansemens a besoin d'être soumise à de nouvelles observations ; la chirurgie moderne doit s'occuper encore beaucoup de ce point important pour l'art de guérir. On n'a point assez blâmé l'application de divers onguens ; ils sont, pour la plupart au moins, inutiles dans les grandes plaies, lorsque la suppuration est abondante : dans celle-ci, nous n'avons employé que la charpie avec profusion.

Le manuel des opérations majeures, qui paraît d'abord très-difficile au jeune chirurgien, devient ensuite fort aisé pour celui qui peut réunir à la science de son art les qualités qu'il faut pour l'exercer dignement. Mais il existe encore un autre art non moins intéressant après avoir opéré, c'est celui de conduire son malade à une guérison prochaine en le mettant à l'abri des suites des opérations ; et cet art, qui doit être une émanation du premier, ne peut s'acquérir que par l'expérience et la méditation.

La maladie de *Charles Delacroix* étant un des phénomènes les plus extraordinaires de la nature, il fallait *créer*, avec les moyens de la guérir, celui de donner au malade les facultés qu'il avait perdues, en voyant s'éclipser entièrement des organes que lui a rendus l'opération ; il fallait aussi prévenir les accidens fâcheux et quelquefois mortels, comme la gangrène, les escarres gangreneuses, les dépôts, les grandes inflammations, &c. J'y ai réussi en prescrivant une diète sévère les trois premiers jours, et en découvrant la plaie, dans cette circonstance, un peu plutôt que je n'avais fait dans aucune autre; ensuite j'ai remis en leur place quelques lambeaux qui s'en étaient écartés.

Le quinquina en décoction m'a servi avec avantage pour arriver à ce degré de bonne suppuration, après lequel on est sûr de guérir les plaies les plus graves. J'en faisais des lotions deux fois par jour; je l'ai même employé en poudre sur toute la surface de la plaie pendant deux fois; et les bons effets que j'en ai obtenus m'engagent à donner des éloges à tous ceux qui, comme le docteur *Pringle* et *Lagarraye*, en ont accrédité l'usage. J'ai été tenté plusieurs fois de le donner intérieurement pendant les premiers jours de la maladie; mais j'avais affaire à un tempérament vigoureux, que j'aurais pu affaiblir si le quinquina était devenu laxatif, comme cela arrive souvent.

En effet, la suppuration qui s'est établie de la meilleure espèce dès le cinquième jour, a prouvé que je n'avais pas besoin de recourir aux stimulans pour faciliter cette crise.

A cette époque, j'ai supprimé la moitié des ligatures; et je les aurais supprimées en entier, si celles qui restaient ne m'avaient offert des obstacles difficiles à vaincre pour le moment.

Ces obstacles venaient de ce que le pédicule n'avait pas encore assez suppuré dans tous ses points, pour diminuer de volume et laisser les ligatures sans effet; mais ils cessèrent le dixième jour, par l'abondante suppuration de toute la plaie. Je pus alors supprimer en entier ces ligatures. Pour y réussir, je me suis servi d'un petit crochet d'argent arrondi par le bout : avec cette espèce d'érigne, que j'ai dirigée de bas en haut, j'ai saisi les fils, je les ai séparés du pédicule, en tirant à moi légèrement; je les ai ensuite coupés avec des ciseaux courbes à bouton. Le même jour, j'ai retranché encore quelques petites portions des lèvres de la plaie qui avoisinait le pédicule, et qui étant trop étendues et un peu endurcies, auraient formé quelque obstacle à la guérison. Depuis ce temps, la plaie fit des progrès vers la cicatrice, d'une manière très-prononcée. Le malade, qui se levait au bout d'un mois, put se promener librement le quarantième jour, et sa cure fut parfaite le soixantième.

Comme le besoin des alimens s'exprime presque toujours par le desir du malade, on ne doit pas craindre d'en permettre à petite dose : il n'existe alors ni fièvre, ni inflammation, mais une faiblesse qui vient des pertes inséparables des grandes opérations. On doit réparer ces pertes par degrés, et avec un ménagement extrême : c'est sur-tout dans ces premiers momens qu'on doit redouter les digestions pénibles ; elles ne manqueraient pas de produire de ces accidens graves, tels que la fièvre, les congestions, les dépôts, &c. Il serait également fâcheux de laisser son malade souffrir par un besoin réel des alimens ; il éprouverait alors des maux dans le sens inverse, tels que la chaleur des entrailles, la fièvre d'inanition, le marasme, &c. C'est en consultant l'état du pouls qu'on saura garder ce *medium difficile* dans les grandes maladies chirurgicales, comme dans les maladies internes. Les pulsations, quand elles sont faibles et lentes, réclament les alimens de facile digestion, tels que les bouillons bien dégraissés, auxquels on peut joindre ensuite un peu de crême de riz, du riz même, de la semouille, du vermichelle, ou autres alimens équivalens.

Charles Delacroix n'a pris pour toute nourriture, pendant les trois premiers jours de l'opération, que de l'eau sucrée, puis du bouillon bien dégraissé, en commençant par la dose que peut en contenir une moyenne tasse à café. Il a pu, par gradation, augmenter cette dose, quand nous avons vu qu'il serait exempt de la fièvre de suppuration, c'est-à-dire, le cinquième jour. Ensuite il a mangé une petite soupe au riz, ensuite deux et trois par jour, mais toujours avec prudence et en consultant les vrais besoins de son estomac. On ne saurait trop répéter qu'on doit prévenir les inconvéniens d'une trop forte nourriture; et ces inconvéniens seront bien sentis, quand on se rappellera que *Charles Delacroix* n'avait plus à nourrir cette production vraiment parasite, faite pour surprendre le naturaliste le plus éclairé, comme tous ceux qui, après en avoir vu l'histoire, voudront connaître son volume, ses formes et son poids, dans l'immense bocal qui la renferme.

Il faut donc, après des opérations de pareille espèce, éviter une nouvelle erreur de la nature, qui pourrait avoir lieu sur quelque autre partie, soit intérieure, soit extérieure, en ne donnant aux vaisseaux que les sucs nourriciers dont ils ont besoin : ainsi la sobriété, qui convient à tout le monde, doit être le préservatif le plus sûr, soit pendant le traitement, soit après la guérison complète, en y joignant l'usage modéré de toutes les choses faites pour l'homme, d'après l'aphorisme du dieu de la médecine : *cibus, potus, motus, somnus, venus et omnia moderatè sumantur.*

Quelques personnes de l'art n'ont pas craint de dire que *Charles Delacroix* devrait faire usage du cautère après une maladie semblable; mais le tempérament sain dont il jouit me fait une loi sévère de le dispenser de ce préservatif, qui me paraît au moins superflu.

La nature humaine se soutient d'une manière miraculeuse, comme on peut le voir en pénétrant les organes qui constituent sa frêle existence; et cette vérité qui nous suit par-tout, indique qu'on doit être discret dans l'usage des remèdes.

L'ordre exact des parties intégrantes de l'homme, qui suppose sa santé parfaite, est aux yeux de quelques observateurs un être chimérique. Les ressorts qui font mouvoir ces parties, étant soumis aux lois mécaniques, tendent sans cesse à la désorganisation ; et sous ce point de vue, l'homme chargé spécialement de la conservation de l'homme, doit examiner avec la plus sévère attention si, voulant prévenir un mal par des moyens dont on n'a point approfondi les effets, il ne contrariera pas l'ordre du bien ; et quant au cautère, je me crois obligé d'avertir que dans plusieurs occasions je me suis bien trouvé de l'avoir fait supprimer.

Ce moyen de guérir a, comme beaucoup d'autres qu'on a trop vantés, plus d'inconvéniens que d'avantages ; aussi a-t-il besoin qu'on lui assigne des bornes, si l'on ne finit par le proscrire.

S'il existe des réformes dans les corps politiques, il doit en exister aussi dans les arts et dans les sciences. Ces réformes sont par-tout le produit de l'étude, du travail et de l'expérience ; elles doivent rapprocher l'homme de son bonheur, de sa gloire.

Quand la philosophie moderne a pu combattre avec quelque avantage l'idole colossal de la prévention, du préjugé, c'est toujours par des vérités utiles qu'elle a fait abjurer l'erreur.

L'opération dont il s'agit est un garant certain de cette assertion ; mes confrères les plus renommés, ainsi qu'une infinité d'autres non moins estimables, la croyaient impraticable et sans ressource.

La prévention fit leur erreur ; cette erreur cesse désormais, car il faut céder à l'évidence.

J'aime à croire qu'ils verront sans fiel que j'ai étendu la sphère de notre art au-delà de leur espérance, au lieu de céder à leur opinion, qui tendait à la rétrécir.

Si par malheur je trouvais parmi ces confrères de ces pyrrhoniens bizarres qui nient tout, qui déprécient tout, qui calomnient tout, je dirais que le bien s'établit toujours avec beaucoup de peine (1).

---

(1) On a publié déjà que la tumeur de *Charles Delacroix* étant graisseuse, la cure n'en était pas si difficile. Les détracteurs devaient bien savoir que les différentes tumeurs qui affligent l'homme sont osseuses, glanduleuses, graisseuses, squirreuses, aqueuses, &c., et jamais charnues comme la partie rouge et fibreuse des muscles. *La critique est aisée, et l'art est difficile.*

Ainsi *Ambroise Paré*, l'un des hommes les plus chers à la France (1) ne vit parmi ses contemporains et ses disciples même que les détracteurs de l'ingénieux moyen d'arrêter les hémorragies, et ses préceptes sur la ligature des artères ne furent mis à profit que cent ans après lui.

Ainsi l'immortel *Harvée* éprouva, mais au profit de sa gloire, les sarcasmes et les noirceurs du plus grand nombre de ses confrères, quand au milieu du siècle dernier il eut publié la découverte de la circulation du sang, qui l'a fait arriver ensuite au temple de mémoire.

Ainsi, malgré mes succès multipliés dans la cure radicale de l'hydrocèle par la méthode que j'ai donnée au public en 1785, je n'ai vu que deux de mes élèves qui aient adopté mes préceptes sur ce point essentiel de la chirurgie;

---

(1) *Ambroise Paré*, premier chirurgien de *Charles IX*, fut sauvé des massacres de ce roi fanatique, qui le cacha lui-même dans sa garde-robe. Cet homme célèbre était cher aux armées françaises; sa présence, qui ranimait le courage des combattans, sauva la ville de Metz, assiégée par une armée formidable d'Impériaux.

il existe pourtant une infinité de procès-verbaux de cures obtenues dans les hôpitaux militaires, à Paris et dans les principales villes de France, sous les yeux des chirurgiens les plus éclairés, qui ont vu par-tout les traces de cette opération salutaire (1).

A présent les temps ne sont plus les mêmes; et la vérité, qui tourne toujours au profit des arts, perce enfin les nuages les plus obscurs. Voilà pourquoi j'ai cru devoir publier un événement dont j'ai recueilli jusqu'aux plus petits détails, parce qu'ils sont tous intéressans, et que chacun d'eux peut ouvrir une route à celui qui, toujours occupé à tendre une main secourable à l'humanité souffrante, remplira

---

(1) Mon *Traité sur les maladies des hommes* fut accueilli par l'académie des sciences de Montpellier, qui me nomma à l'unanimité son correspondant en 1791. A cette époque, le citoyen *Andouillet*, membre de l'académie des sciences de Paris, fit de ce même ouvrage un rapport peu avantageux et plein de fiel. J'avais pourtant guéri radicalement de l'hydrocèle les citoyens *Bougainville* et *Legendre*, deux membres essentiels de cette société, qu'on avait jugés incurables; et par cela seul je méritais quelque regard de l'académie des sciences: mais mon rapporteur était premier chirurgien de *Louis XVI*, et j'étais premier chirurgien du duc d'Orléans.

ses devoirs avec cette sagacité qui, dans les circonstances les plus épineuses, fait discerner jusqu'à quel degré l'on peut étendre les bornes de la chirurgie.

Cette opération nouvelle doit donc, ainsi que les découvertes d'*Harvée* et de *Paré*, trouver sa place dans les fastes de la médecine française.

L'énormité de la tumeur, son ancienneté, sa complication, ses adhérences avec les organes les plus sensibles, lui assignent un rang distingué parmi les phénomènes les plus curieux qui aient encore existé dans les différens règnes de l'histoire naturelle.

Seul de mon opinion dans cette métropole du monde, où comme au temple d'Epidaure on vient en foule de toutes les parties de l'univers implorer les secours de l'art de guérir, j'ai osé attaquer l'hydre de la prévention avec ce courage heureux que la victoire se plaît à suivre.

L'entreprise était hardie, sans doute; car une maladie seule de son espèce, dont le traitement n'a pu être décrit encore, ne laissait apercevoir qu'un pronostic douteux. Mais une longue expérience dans les maladies qui affligent l'homme, semblait me présager un succès certain ; et quand on verra, par la nature de la tumeur, que celui qui en était affligé ne pouvait qu'attendre une mort prochaine, on me saura gré d'avoir prouvé, en le conservant à la vie, qu'il faut rarement désespérer des ressources de l'art ; et que, secondé par l'étude, dirigé par la prudence, cet art divin (1) peut réparer les erreurs les plus affreuses de la nature.

---

(1) *Ars medica et divinitùs accepta est, et divinitùs exercetur. Nonne Raphaelem archangelum Hebrai volunt hujus artis opus exercuisse? Mittamus reliquos*, &c. Marsilii Ficini liber I.

FIN.

www.ingramcontent.com/pod-product-compliance
Ingram Content Group UK Ltd.
Pitfield, Milton Keynes, MK11 3LW, UK
UKHW021030200726
13857UKWH00004B/1683

9 782012 926646